L'ORGANISATION DU TRAVAIL

EN FRANCE

PAR L'AGRICULTURE, L'INDUSTRIE, LA NAVIGATION ET LE COMMERCE,

Pour plus de 24 millions de travailleurs de 100 professions différentes,

AVEC

ACCROISSEMENT — DE SALAIRES, — DE SÉCURITÉ, — DE PROSPÉRITÉ, PAR DES MOYENS QUI AUGMENTERAIENT LES FORCES NATIONALES, LE CRÉDIT ET LES RICHESSES DE 30 MILLIARDS EN PLUS QUE DANS LEUR ÉTAT ACTUEL DE DÉSORGANISATION; — QUESTIONS QUI SE RATTACHENT AUSSI A L'ÉTABLISSEMENT DE LA CONSTITUTION FRANÇAISE.

PAR LE CITOYEN V^{or} DÉGENÉTAIS, DU HAVRE.

2e ÉDITION. — Prix : 15 centimes.

A Paris, chez M. LEVY, Libraire, 13, place de la Bourse.
A Rouen, chez M. LE BRUMENT, Libraire, sur le quai.
Au Havre, chez les Libraires.

1er Juin 1848

L'ORGANISATION DU TRAVAIL

EN FRANCE

Par l'Agriculture, l'Industrie, la Navigation et le Commerce,

Pour plus de 24 millions de travailleurs de 100 professions différentes.

Notre but dans ce Mémoire est d'indiquer d'abord les causes de la dépréciation du crédit, des richesses du pays, et les vices de la législation qui les régit, vices qui non seulement désorganisent les travaux, mais encore mettent en péril le Gouvernement et l'ordre social. Ensuite nous montrerons comment nous entendons la triple réorganisation du travail, du crédit et des richesses, qui ne forment qu'une seule et même question (*).

Un gouvernement astucieux et corrompu (**) a été renversé par la révolution du 24 février 1848, qui a proclamé la république, que l'unanimité des citoyens accepte *dans l'espoir de voir honorer le patriotisme, la probité, la sincérité, l'humanité, en améliorant ainsi l'ordre social.* D'ailleurs la royauté pour le jeune comte de Paris plaçait encore le Pouvoir en danger d'être compromis par les nombreux courtisans des deux Chambres et des Administrations, qui ont, par faiblesse ou improbité, fait perdre la couronne à Louis-Philippe, et conséquemment à ses descendants.

Par suite de cette révolution, a eu lieu la divulgation du déficit existant, avant ce grand événement, dans les affaires de l'Etat et dans celles des commerçants, déficit dont l'ensemble s'élevait à environ quatre milliards.

Par suite, il fallait, dès la fin de février, décréter l'accroissement du capital de chaque banque privilégiée, et accroître aussi le

---

(*) Dès le 14 mars, nous avons remis au citoyen Berthelot, commissaire du gouvernement au Havre, un aperçu général de ce *Mémoire*, dont nous n'avons plus entendu parler par suite du renvoi de ce commissaire; cependant nous avons appris indirectement qu'il a été communiqué à la Banque du Havre.

(**) Son machiavélisme a aussi implanté au Havre la corruption; c'est ce que nous avons critiqué et prouvé par dix *Mémoires* différents, publiés de 1838 à 1846.

personnel des comités d'escompte. Ainsi on aurait maintenu la circulation de toutes les valeurs solvables, soutenu le crédit et conservé le cours au numéraire que chaque banque pouvait attirer à elle en échange de son papier de portefeuille ou de récépissés de marchandises négociables (que les banques auraient dû prendre directement à l'escompte); et cela en bonifiant des intérêts à 1 ou 2 p. 100 au dessous du taux, qu'elle aurait eu la facilité d'élever jusqu'à 8 p. 100 par an, si les besoins du service l'eussent exigé.

Par suite, on échappait à la nécessité de donner le cours forcé aux billets de banque; mais si cette mesure fût devenue nécessaire, on pouvait la réaliser sans dépréciation sur ces valeurs, bien que les banques auraient ainsi pris tous les papiers solvables : avec l'un et l'autre de ces moyens il n'y aurait pas eu le quart du discrédit existant actuellement, qui désorganise l'Industrie, la Navigation, le Commerce, dont les travaux sont malheureusement réduits *d'environ moitié.*

Par suite, on est arrivé à commettre deux fautes évidentes : le décret du 5 mars, qui crée intempestivement de nouvelles banques alors presque impossibles;—puis les menaces de *journaux semi-officiels*, qui ne comprennent pas la triple question de l'organisation du crédit, des richesses, et du travail. On demandait pour ces nouvelles banques des souscriptions à ceux qui ne le pouvaient, et à ceux qui craignaient que ces établissements, improvisés en temps de crise financière, ne restassent toujours sans succès, étant entachés du mal de leur origine.

Par suite, l'épouvante a fait resserrer de plus en plus le numéraire, les uns craignant de le perdre, les autres le retenant avec prudence, long-temps avant l'échéance de leurs obligations, afin d'être sûrs d'échapper aux poursuites judiciaires.

Par suite de cet ensemble de circonstances, toutes les richesses mobilières et immobilières se trouvent successivement dépréciées aujourd'hui d'environ 32 milliards de francs, comme nous le démontrerons plus loin, par l'effet de l'insuffisance de richesses réelles disponibles pour acheter celles mises en vente afin de solder les déficits; déficits que l'on a encore accrus par le décret du 10 mars, qui institue une Commission pour rendre la liberté aux esclaves des colonies : si on en juge par la république des Etats-Unis, qui a plus de 3 millions d'esclaves, ce décret est très faux, surtout en ces temps de discrédit, car on a de la sorte déprécié les richesses des Colons d'environ 900 millions de francs, perte dont le contre-coup atteint encore le Commerce maritime.

Voilà donc comment on a fait suspendre les affaires d'un très grand nombre de commerçants, de manufacturiers, d'armateurs de navires et d'entrepreneurs, qui ont forcément mis sans travaux des millions d'ouvriers!...

Cette situation si extraordinairement malheureuse est encore aggravée et entretenue — par ceux qui ne se rallient pas assez franchement au nouveau Pouvoir républicain; — par ceux qui n'ont ni assez de modération envers ces gens tièdes, ni connaissance du travail, du crédit et des richesses, qu'ils désorganisent de la sorte par des innovations absolument contraires au but qu'ils veulent atteindre; — par les Elections, qui occasionnent des mouvements, des rassemblements tumultueux, ayant pour objet de soutenir des candidats plus ou moins capables et dignes. En effet, parmi les nombreux candidats qui se présentent, on en voit qui ont été auteurs ou fauteurs de la corruption (*); d'autres se posent, dans leur erreur, démolisseurs des lois existantes et de l'ordre social; pourtant ces ultras ruinent ainsi le gouvernement, qu'ils veulent, comme nous, constituer...... Espérons que le bon sens des Electeurs fera justice.

Mais les Electeurs savent-ils assez que la triple réorganisation du travail, du crédit et des richesses, est indispensable à notre Révolution républicaine pour la paix comme pour la guerre?...

Les Electeurs savent-ils qu'il est très essentiel que les Représentants et les ministres soient, par leurs connaissances spéciales, capables d'établir une Constitution avec des lois accessoires, tendant à accroître et à perfectionner toujours l'agriculture, l'industrie, la navigation et le commerce : avantages qui accroîtraient à la fois — les travaux de toutes sortes, — les salaires des ouvriers, — les recettes de l'Etat, — la fraternité de tous par la prospérité; — la valeur des propriétés, qui sont le capital du travail, dont on se sert pour tirer les richesses de la terre exploitable, et pour féconder l'action industrielle?...

Les Electeurs comprennent-ils assez que l'élévation du taux des propriétés importe beaucoup au bien-être de toutes les classes des travailleurs? Nous mettrons ces très importantes vérités, complexes et abstraites, à la portée du jugement de tout le monde, en faisant remarquer que les établissements industriels, comme les maisons des villes, sont réellement diminués d'un tiers de leur valeur.

(*) C'est ce que nous voyons relativement aux affaires du port du Havre, où l'on voudrait encore faire prédominer des intérêts particuliers sur l'intérêt national.

Est-ce qu'il est possible d'établir de semblables constructions sans se ruiner, s'il n'est pas exigé que le terrain diminue d'un tiers de sa valeur antérieure, et que la main-d'œuvre diminue aussi d'un tiers de son ancien prix, tant pour les matériaux que pour les nombreux travaux de la construction?...

Les Electeurs comprendront ainsi que, si le faux système de finances et de l'organisation du travail, que l'on suit, allait jusqu'à abaisser de moitié la valeur des propriétés, on déterminerait positivement une réduction proportionnelle de moitié du prix des salaires des briquetiers, des maçons, des charpentiers, des couvreurs, des menuisiers, des serruriers, des peintres, des paveurs, des plombiers; il en serait à peu près de même du salaire des nombreux ouvriers de l'industrie et de l'agriculture.

Il reste donc bien démontré que l'intérêt particulier de tous les travailleurs est de toujours maintenir l'ordre public, et de faire le choix de Représentants qui sachent, par leurs connaissances spéciales, faire progresser la valeur des propriétés, parce qu'elles sont le taux naturel du prix des salaires.

Ces vérités, de si grandes conséquences, sont encore prouvées par toutes les époques où les richesses ont été le plus développées. Alors on a toujours vu que cette pression des richesses fait — accroître le crédit, — abaisser le taux des intérêts, — produire le plus de travaux avec les meilleurs salaires pour les ouvriers, — augmenter le plus les recettes de l'Etat...

Malheur pour tous... malheur pour les Représentants et pour les Ministres, s'ils n'ont pas la spécialité ou l'intelligence nécessaire pour comprendre bien justement l'ensemble des besoins de l'agriculture, de l'industrie, de la navigation et du commerce, sources de tout crédit, de toutes richesses et de tous travaux.

On est surpris de voir que ces connaissances, si éminemment utiles, ne sont guère répandues en France, et sont peu ou pas enseignées, bien qu'elles soient cependant indispensables pour la triple *réorganisation du travail, du crédit et des richesses, dont la solution nous paraît être indivisible*. C'est pourquoi nous présentons sommairement, à l'aide de la statistique, l'état des richesses avant la révolution de février, comparées à ce qu'elles sont présentement. On verra, par cet état des richesses: — leur nature trop peu connue, — leurs parties les plus dépréciées, indiquant l'abîme des déficits, — leur vicieuse législation, pour que l'on s'empresse d'y remédier, afin de faciliter les services financiers, afin de favoriser et accroître — le crédit — les richesses, — les travaux, — toutes les affaires du commerce en général, ainsi que toutes autres entreprises durant la paix, et même durant la guerre.

ETAT DES RICHESSES DE LA FRANCE EN 1848 AVANT LA RÉVOLUTION DE FÉVRIER, DIVISÉ EN SIX CATÉGORIES (*).

Première Catégorie. — Numéraire.

3 milliards de francs en numéraire : c'est à chacun des 35 millions d'habitants de la France 85 fr. 71 c. pour servir aux diverses transactions d'affaires; mais le discrédit et les craintes retiennent moitié du numéraire, ce qui ne laisse à la circulation que 42 fr. 85 c. pour chaque individu, et même un tiers de moins si le numéraire n'est que de 2 milliards, comme on le dit.

2e Catégorie. — Richesses négociables.

6 milliards de francs environ en papier du grand et du petit commerce, représentatif des marchandises, des travaux, du crédit et du passif d'un très grand nombre de personnes; sur ces six milliards, il pouvait exister un milliard de papier qui n'était pas négocié.

6 milliards environ de rente due par l'état, en y comprenant 350 millions de bons sur le trésor, 60 millions dus aux caisses d'épargne, en outre ce dont l'équité commande de tenir compte pour la dépréciation des rentes achetées pour les ouvriers, et les 340 millions manquant aux services, d'après l'inventaire présenté par le ministre Garnier-Pagès; et cela sans comprendre la garantie de l'Etat sur les billets de banque ayant cours forcé.

3 milliards d'actions industrielles négociables, tels que chemins de fer, canaux, fabriques du fer, manufactures de cotons, laines, etc.

4 milliards de richesses du commerce maritime et de la pêche, dont 20,817 navires jaugent 681,036 tonneaux en 1846, à .... le ton., y compris leurs cargaisons en cours de voyages, les marchandises à la vente chez l'étranger et les marchandises en France, comptées jusqu'à huit mois après leur ar-

22 milliards.... *A reporter.*

(*) Ceux qui croiront avoir des données statistiques plus exactes que celles que nous présentons devront établir leurs rectifications; les différences devront seulement modifier les résultats que nous indiquons.

22 milliards..... *Report.*

rivée, parce qu'elles sont livrées à l'industrie avec du crédit. Le commerce extérieur (importations et exportations) a été, pour chacune des années 1845 et 1846, d'environ 2 milliards 500 millions de francs.

22 Soit ensemble 22 milliards de richesses négociables, lesquelles (avec le retrait du numéraire) sont aujourd'hui, 25 mai, dépréciées d'environ moitié. Ce qui produit la plus grande perturbation surtout dans le commerce, la navigation et l'industrie; d'où est résultée la cessation des travaux d'un grand nombre d'ateliers. Ainsi ce déficit ou retrait des richesses dans la circulation est d'au moins. 11,000,000,000

3ᵉ Catégorie. — Richesses négociables.

5 milliards de richesses — en marchandises du grand et du petit commerce, — en actions de mines de charbon, de sel, de minerai, etc. On peut estimer que la dépréciation de ces richesses est d'à peu près un tiers, soit. 1,666,000,000

4ᵉ Catégorie. — Richesses négociables.

600 millions de richesses que représentent les actions des banques autorisées par le gouvernement, y compris leurs billets en circulation dont le cours est forcé. *Mémoire.*

5ᵉ Catégorie. — Richesses supportant des droits de mutation d'à peu près 10 pour 100.

5,400 millions de francs en propriétés, — mines de charbons, de sel, de fer; — canaux; — manufactures de divers tissus, du fer; — ateliers des divers machines pour l'industrie, y compris les outillages. — Ces richesses sont dépréciées du tiers environ, soit. 1,800,000,000

33 milliards de richesses, dont le retrait ou la dépréciation est, au 15 mars, d'environ. . 14,466,000,000

33 milliards..... *A reporter.* 14,466,000,000

33 milliards.... *Reports* 14,466,000,000

On peut apprécier que 28 milliards des richesses ici désignées sont afférents à l'industrie, à la navigation et au commerce; mais 7 milliards environ sont la propriété des rentiers et des agriculteurs, la dépréciation sur ces richesses étant d'au moins 11 milliards. Ainsi l'industrie, la navigation et le commerce ne possèdent donc actuellement *que 10 milliards de capital réel, ce qui est très insuffisant, comme le prouve aussi ce déficit.*

27 milliards environ de propriétés des villes et des faubourgs, y compris les habitations de plaisance à la campagne, et tous les mobiliers. Nous évaluons que ces propriétés sont dépréciées du tiers, soit. 9,000,000,000

6° *Catégorie.* — *Richesses agricoles, dont partie des produits est négociable.*

90 milliards de richesses agricoles, immobilières et mobilières, dont voici l'origine et l'énumération :

23,300,000 hectares de terre de la grande culture, y compris vergers et châtaigneraies.
2,500,000 hectares de la petite culture, potagers, jardins, olivettes, mûriers, pépinières, houblonnières, oseraies, pastel et garance.
3,525,000 hectares de pâturages pour engrais, les élèves de bestiaux, laitages, etc.
3,475,000 hectares de prés à faucher.
2,200,000 hectares de vignobles.

35,000,000 hectares, où il y a de grandes améliorations à réaliser; ce qui pourrait en élever le capital et accroître les produits

150 milliards.... *A reporter.* 23,466,000,000

150 milliards... *Reports*.	23,466,000,000
d'environ un quart. Nous apprécierons la valeur moyenne à 1,900 fr. l'hectare (*), soit pour le total.	66,500,000,000
Le produit annuel de ces terres pourrait être élevé en moyenne, pour 28 millions d'hectares, à 400 fr. l'hectare; mais les vices existant dans l'organisation de l'agriculture font qu'elle ne rend pas tout ce qu'elle pourrait rendre. Dans l'état actuel de l'agriculture, nous apprécions ses produits à 300 fr. par hect., soit 10,500,000,000 fr. La consommation par la culture est d'environ 4,500,000,000 francs pour nourriture des personnes, des bestiaux, ainsi que pour les semailles et les engrais. Le reste des produits mis en vente est de.	6,000,000,000
Le mobilier de la culture, récoltes en terre, instruments aratoires, approvisionnements, bestiaux (dont le nombre, avec des améliorations, devrait s'accroître et se perfectionner pour une valeur d'un mil-	
150 . . *A reporter* . . . 72,500,000,000	23,466,000,000

(*) Il y a des vignobles de dix fois cette valeur moyenne; les meilleures terres du département du Nord, etc., valent environ cinq fois plus que les terres inférieures de la Sologne, etc. Dans ces terres inférieures on ne pourrait pas cultiver si l'on imposait *le libre échange*, parce que *les Américains et les Russes*, avec leur vaste étendue de terre très fertile, produiraient à meilleur marché : ainsi le commerce occuperait environ cent mille personnes de plus, mais plus de douze cent mille cultivateurs se trouveraient sans travaux dans les contrées où sont les terres les moins fertiles; etc.

| 150 | | Reports . . . . | 72,500,000,000 | 23,466,000,000 |

liard de plus que présentement), environ. 7,000,000,000

Nous rapportons ici les 35,000,000 hect. de terre ci-dessus désignés.

7,000,000 hectares de terre en bois, dont 486,000 en futaie et parcs; la valeur est très variable (*), nous apprécions que la moyenne du prix est d'environ 1,300 f. l'hectare, soit   9,100,000,000

Le produit annuel de ces bois est d'environ 8 pour cent du capital, y compris les frais d'exploitation et transports, soit . . .   728,000,000

1,000,000 hectares de marais et d'étangs, où il est généralement possible d'apporter de grandes amé-

| 150 | 43,000,000 | À reporter | 89,328,000,000 | 23,466,000,000 |

(*) Il y a de grandes étendues de terrains dont le sol est plus ou moins improductif et est dénudé; cependant il y a des améliorations à opérer.

150	43,000,000	*Reports* . .	89,328,000,000	23,466,000,000

	liorations, à 400 fr. l'hect.	400,000,000
3,840,000	hect. de landes, bruyères, montagnes, à 250 f. l'hectare, y compris les produits . . .	960,000,000
5,660,000	hectares de routes, rivières, canaux, rochers. La valeur de l'emplacement des villes est déjà comptée.	*Mémoire.*
52,500,000	hectares, c'est la surface totale de la France	*Mémoire.*

Le total des richesses agricoles de la France est donc d'environ   90,688,000,000

L'effet du retrait du numéraire ou de la dépréciation des autres richesses désignées aux 2e, 3e, 4e et 5e catégories, déprécie à la fois les richesses agricoles d'environ 10 pour 100, soit..   9,068,800,000

A quoi il faut encore ajouter les pertes de richesses causées par le décret du   mars, qui institue une commission pour rendre la liberté aux noirs de nos colonies, mesure si préjudiciable au commerce maritime, et qui occasionne pour les colonies une perte d'environ 900,000,000   *Mémoire.*

150 milliards. **Total général** des richesses de la France, dont la dépréciation ou le retrait depuis février 1848 est actuellement de   32,534,800,000

D'après cet état, nous estimons à 150 milliards de francs les propriétés avant la révolution, dont 12,500 millions sont des valeurs fictives......... Par ce même état, nous démontrons qu'il y a, au 25 mai, non seulement retrait de numéraire et dépréciation de richesses, pour 32 milliards de francs, mais encore diminution proportionnelle dans tous les travaux, comme on le voit par les nombreux bras restés dangereusement oisifs et improductifs... Ce qui prouve aussi *que l'état ci-dessus des richesses est à la fois le capital du travail et le taux naturel des salaires.* Rien n'est donc plus important que de bien étudier la nature de ces richesses pour apprécier *l'abyme* des déficits qu'elles présentent, afin d'apporter à leur législation les changements nécessaires.

Pour réorganiser les richesses, capital du travail, il faut, comme nous l'avons dit, que les hommes appelés à faire la Constitution et les Lois accessoires aient, à cet effet, des connaissances spéciales, pour que leur génie juge à la fois les améliorations nécessaires à l'agriculture, à l'industrie, à la navigation et au commerce, lesquelles s'alimentent et se soutiennent réciproquement quand il y a entre eux pondération. Ce sont donc ces quatre grandes sources de toutes prospérités *pour cent professions différentes* qu'il faut savoir bien apprécier afin de les équilibrer et de les faire progresser, parce qu'ainsi on en obtiendra — plus de travaux, — de plus forts salaires pour les ouvriers; — plus de crédit avec les moindres intérêts, — plus de richesses, capital de tous travaux pour la paix et la guerre; — de plus fortes recettes pour l'État, — plus de produits d'une consommation prompte, par suite du bien-être général.

Ceux qui voudraient tenter de favoriser une de ces sources du travail aux dépens d'une autre (tel que le libre échange) détermineraient l'anarchie, et seraient presque aussi éloignés de la vérité que l'est la Commission du Luxembourg, qui, sans comprendre l'organisation du travail que nous venons de définir ici pour plus de vingt quatre millions de travailleurs, a cru s'en occuper en statuant sur quatre à cinq cent mille ouvriers de l'industrie des grandes villes (*). Cette commission est ainsi arrivée, sur cette question qu'elle

_____

(*) Il y a nécessité de faire une loi qui consacre aux ouvriers malades ou invalides des encaisses, que l'on peut obtenir — 1° par une haute paie pour tous travaux faits après les heures du travail ordinaire, ou faits durant les dimanches et les fêtes observées; cette haute paie, qui serait de la moitié du prix de la journée, arriverait à la caisse des ouvriers; — 2° par le prélèvement de la moitié au moins

a faussée et dirigée vers *le communisme*, à produire une déception qui, contrairement à ses intentions, a encore désorganisé le travail.

Les ouvriers avaient raison d'aller à l'Hôtel-de-Ville pour demander *l'organisation du travail*, inscrite sur leur bannière; mais le Gouvernement provisoire a commis une erreur grave en leur laissant, ainsi qu'aux citoyens Louis Blanc et Albert, la solution de cette très haute question. En effet, ces hommes n'avaient de spécialité que pour la police du travail, réglée très imparfaitement par les décrets des 2 et 23 mars. Quant aux ouvriers, ils n'ont pas de connaissances spéciales pour *l'organisation du travail*, puisqu'elle est inséparable de celle *du crédit et des richesses*; ils ne pouvaient donc remplir leur mission.

Les hommes les plus aptes à statuer sur cette triple question de l'organisation du travail, du crédit et des richesses, sont du nombre de ceux qui ont ou qui ont eu le plus d'intérêts engagés dans l'agriculture, l'industrie, la navigation et le commerce. C'est à eux qu'il appartient — de comparer justement les causes qui ont le plus favorisé ou le plus entravé le développement des divers travaux, — d'analyser ces vérités complexes et abstraites par leur pratique des affaires, — de démontrer non seulement les fautes qui ont déterminé *la triple désorganisation du crédit, des richesses et du travail, mais encore d'indiquer les moyens nécessaires pour opérer leur réorganisation.*

Quant aux théories *du socialisme et du communisme* professées et demandées par les ouvriers qui sont allés trôner au Luxembourg, nous démontrerons comment elles sont impraticables:

1° *Ces théories* imposent au Gouvernement la mise de fonds nécessaires pour la location ou pour l'achat des ateliers, et l'acquisition des matières premières, etc. Mais le trésor ne pourrait seulement fournir le tiers des capitaux nécessaires à cela (indiqués aux 2°, 3° et 5° catégories des richesses), sans déterminer une banqueroute générale!....

2° Cette réorganisation du travail, surtout avec l'égalité des salaires, telle que l'a demandée le citoyen Louis Blanc, exigerait impérieusement un despotisme à peu près semblable à celui qui régit les serfs du pacha d'Egypte..., afin de bien mener la gestion de

---

sur toutes les amendes prononcées d'après des règlements affichés dans les ateliers; — 3° par des amendes prononcées par les prud'hommes, les juges de paix et les autres tribunaux; — 4° par des dotations diverses, comme cela a lieu pour les hospices. Ainsi, l'honnête ouvrier invalide pourrait recevoir, s'il ne voulait aller à l'hôpital, une rémunération à son domicile.

si grands intérêts, et pour faire produire aux ouvriers associés des dividendes suffisants aux besoins de leur existence..., et à l'acquit des intérêts des capitaux engagés.

3° En admettant que ces établissements eussent des agents fidèles et spéciaux pour les organiser et les diriger, n'aurait-on pas encore à craindre que des influences ne fissent livrer au Gouvernement les ateliers les plus détraqués, et que l'égalité des salaires n'y fît arriver les ouvriers les moins capables ? De la sorte toutes les finances seraient encore absorbées sans aucun retour pour l'État !...

4° Pour solder le déficit de toutes ces dangereuses et spécieuses innovations, il faudrait à l'état *une nouvelle contribution extraordinaire* à prélever sur les contribuables, dont les trois quarts sont dans une grande gêne, car l'argent vaut déjà pour eux au delà de 10 pour 100 ; ce qui accroîtrait — leur détresse, — leur discrédit — et leur impossibilité de continuer les travaux avantageux qu'ils peuvent encore faire faire actuellement.... On aggraverait ainsi la triple *désorganisation du travail, du crédit, des richesses*. D'ailleurs ces nouvelles affaires, si compliquées, engendreraient la misère et la corruption ; car le Gouvernement est toujours insuffisant pour réprimer les abus et pour bien mener les affaires du pays....

5° Néanmoins l'association des ouvriers dans les travaux sera toujours avantageuse comme par le passé, mais sans l'intermédiaire du Gouvernement. Certes l'État a bien assez d'entretenir, avec ses finances, les écoles des divers arts, des métiers et de l'agriculture, afin de les perfectionner pour l'instruction et pour faire progresser la prospérité publique. En conséquence, *le ministère du progrès demandé par les ouvriers, d'accord avec le citoyen Louis Blanc*, devrait être le ministère existant de l'agriculture, de l'industrie et du commerce, s'il se trouvait divisé en deux administrations différentes ayant à leur tête autant d'hommes spéciaux pour Ministres.

6° Les grèves des ouvriers pour soutenir le taux de leur salaire au dessus du produit des propriétés, sont désavantageuses pour tous..., et empêchent aussi la reprise du travail ; ceux qui les provoquent deviennent ainsi coupables envers la société, qui ne peut prospérer que par le travail.

En nous résumant, nous dirons que les Pouvoirs de la France doivent bien se garder d'opérer dans la société des innovations si le besoin n'en est pas bien senti et bien jugé ; car le quadruple développement du crédit, des richesses, des travaux et de l'amé-

lioration des salaires des ouvriers, croît aussi en proportion que l'avenir fixe le mieux et le plus longuement les intérêts de toutes les entreprises de l'agriculture, de l'industrie, de la navigation et du commerce, qui embrassent cent professions différentes…….
Avec cette situation bien fixe et bien sûre, qui ne s'obtient que par la paix, les hommes habiles peuvent alors prévoir et assurer du crédit à leurs entreprises, qu'ils renouvellent et augmentent selon le degré de confiance dans l'avenir, ce qui est à la fois profitable à tous les travailleurs… Le contraire aurait lieu avec le *socialisme*, dont est question; car il déterminerait un tiers de diminution sur les richesses, le crédit et le taux des salaires. Ce mal serait aggravé d'environ un sixième de plus par *le communisme*. Ces faux systèmes seraient bientôt renversés par les travailleurs. En conséquence on ne saurait trop surveiller les désorganisateurs, qui, dans l'époque actuelle, sont de très dangereux auxiliaires du Gouvernement, parce qu'ils compromettent l'ordre social par ignorance des questions traitées ici,… et poussent la nation vers la plus terrible guerre civile… C'est ce que l'on peut encore facilement éviter par de sages dispositions que nous allons indiquer :

1° *Réorganisation du crédit, des finances et du travail, en comblant l'abîme des déficits par la libre circulation de richesses immobilières affranchies de droits et d'entraves.*

Nous avons démontré qu'il y avait, avant la révolution républicaine, environ 27 milliards de richesses négociables, et qu'elles sont présentement dépréciées, avec le retrait du numéraire, d'au moins douze milliards, d'après les causes déjà énoncées… Ce déficit atteint directement l'Industrie, la Navigation et le Commerce, où tout est bouleversé, où il n'y a presque aucun crédit… Ainsi il y a très peu d'armateurs qui pourraient, même avec la confiance dans l'avenir, expédier des navires, faute de valeurs négociables. Il en est de même de l'Industrie, qui ne peut guère faire marcher ses ateliers, bien que les prix des matières premières soient beaucoup abaissés, parce que les produits de l'Industrie sont proportionnellement encore plus bas : en effet, ceux qui possèdent des richesses ne peuvent acheter guère de produits et guère faire travailler, faute de valeurs échangeables; ainsi de proche en proche la consommation se restreint comme les travaux… C'est donc bien par des sentiments de devoir et d'humanité que les manufacturiers font marcher leurs fabriques, et que beaucoup de personnes se cotisent pour ouvrir des ateliers dans les villes et dans les campagnes, afin d'assurer une existence honnête aux ouvriers par le travail.

Il faut donc que le Gouvernement se hâte de remédier à cette fâcheuse situation, par des moyens qui relèveraient le crédit, qui feraient affluer considérablement les richesses pour combler l'abîme des déficits déjà exposés. Cela aurait lieu aussitôt la libre circulation d'une partie des richesses immobilières s'élevant à environ 110 milliards de francs, dont plus de la moitié se trouve dans des mains parfaitement libres d'en disposer, mais qui ne le peuvent, parce qu'il faut payer environ 10 pour 0|0 de droits et de frais, avec un délai de trois mois. On ne peut guère non plus donner des richesses immobilières en gages (*hypothèques, avec des délais de onze jours, pour se saisir du capital diminué d'environ 3 pour 0|0, compris la quittance*); car aujourd'hui les détenteurs du numéraire ne veulent pas s'en dessaisir, dans la crainte où ils sont d'être remboursés en papier-monnaie. Notre législation est sur ce point très vicieuse; *puisqu'elle met en péril l'ordre social en maintenant la généralité des habitants dans un état de gêne ou de pauvreté insupportable au milieu de richesses considérables, les plus réelles de la France, auxquelles on ne peut en quelque sorte toucher.* Nous connaissons de nombreuses personnes qui, comme nous, se trouvent avoir des propriétés à la campagne et à la ville, sur lesquelles il n'y a pas d'hypothèque, et qui ne peuvent cependant venir en aide, depuis la crise financière actuelle, à ceux qui ont leurs affaires en souffrance, parce qu'il y a presque impossibilité de se procurer des valeurs échangeables. Avec la loi que nous proposons, il y aurait moins de droits d'hypothèques, mais le fisc ne perdrait cependant pas, car les mutations de propriétés deviendraient plus fréquentes. D'ailleurs la prospérité qui en résulterait accroîtrait considérablement les recettes de l'Etat.

En dernière analyse, le mal des affaires générales de la France vient de ce qu'il y a environ 12 milliards de propriétés diverses offertes constamment à la vente et qui ne trouvent pas d'acheteurs. Cette situation, si désastreuse, déprécie les immeubles et les marchandises, désorganise partout le crédit et les travaux, engendre une misère très dangereuse pour tous. Pourtant on peut remédier à ces maux par des réformes à la législation sur les immeubles, car du moment où une partie de ces richesses circulerait librement on obtiendrait alors très facilement des sommes plus considéra-

bles *que la valeur des diverses propriétés offertes à la vente.*
Toutes les richesses s'échangeraient dès lors avantageusement pour les besoins de chacun, elles reprendraient promptement leur taux naturel, et en rapport aussi avec la situation politique du pays, qui est bonne, si elle se trouve bien menée.

Si donc la huitième partie seulement des richesses immobilières, soit 14 milliards de francs, se transformait en valeurs négociables, qui viendraient éteindre les prêts hypothécaires échus, et qui se déverseraient aussi dans toutes les entreprises et les transactions d'affaires aujourd'hui suspendues, aussitôt on verrait successivement — le crédit renaître avec diminution des intérêts, — le travail s'accroître avec l'amélioration des salaires des ouvriers, — les recettes de l'État augmenter avec la réapparition du numéraire dans tous les services, parce qu'alors ses détenteurs craintifs trouveraient à l'échanger sûrement contre d'excellents titres de propriété rapportant intérêts... De plus, la loi que nous demandons donnerait une affluence de bonnes valeurs de facile échange, qui non seulement feraient abaisser beaucoup le taux des intérêts, mais qui encore produiraient un plus grand nombre de capitalistes à même de réaliser une quantité considérable de travaux faisant progresser ou l'Agriculture, ou l'Industrie, ou la Navigation, ou le Commerce, c'est-à-dire cent professions différentes. Alors chacun y concourrait avec plus de facilité et moins de dangers, puisque des valeurs réelles pourraient remplacer les valeurs fictives; chacun des emprunteurs trouverait par ses travaux utiles et productifs, ou par ses revenus, les ressources nécessaires pour éteindre sa dette. Toutes les entreprises se développeraient ainsi mieux pour occuper bien avantageusement tous les travailleurs, et cela en répandant aussi la prospérité sur toute la France.

Voilà comment notre Révolution républicaine, aujourd'hui si malaisée, peut se consolider promptement et se faire accepter très avantageusement à l'intérieur... et à l'extérieur..., parce qu'alors il y aurait possibilité d'achever toutes les entreprises de chemins de fer, de ports, etc., sans l'intermédiaire du Gouvernement, qui a toujours beaucoup trop d'affaires à mener, comme nous l'avons prouvé en démontrant la fausseté de l'organisation des travaux publics, dont l'administration tend, surtout sans chef spécial, à développer *la corruption que nous rappellerons ici* (*).

(*) Le Pouvoir devrait opérer comme en Angleterre, en Hollande et aux États-Unis, n'intervenir dans les travaux publics que pour la répression des abus, et ne

La France pourrait en même temps faire face à tous ses besoins durant la paix et même durant la guerre...

---

fournir que rarement des capitaux. Dans ces pays, ce sont les Localités avec leurs ressources et celles que donnent les associations qui fournissent les finances nécessaires aux travaux publics. Voyez les articles 55 à 74, 214 à 228 de notre LIVRE sur *l'organisation des travaux publics*, etc.

S'il en avait été ainsi en France :

— On n'aurait pas vu l'effrontée intrigue de courtisans, qui, pour faire prédominer des intérêts particuliers sur *l'intérêt national de la navigation*, a obtenu l'exécution de trois millions de travaux dans la Seine maritime, d'après le Projet de MM. Bleschamps et Doyat ; Projet machiavélique qui anéantira les ports du Havre et d'Honfleur, et qui réduira encore la navigation du port de Rouen.... dispositions obtenues à l'aide de l'erreur, et *de promesses séduisantes*, dans le dessein de chasser le Commerce maritime de ces Localités, afin d'en recueillir partie au Tréport, où l'on a projeté un grand établissement commercial, le seul perfectionné *en France*, qui donnerait 60 à 100 millions de plus-value au domaine du château d'Eu.

— On n'aurait pas vu aussi au Havre l'effrontée corruption, qui est parvenue à faire dépenser environ les deux tiers de 52 millions des deniers publics, votés, par les Lois de 1839 et de 1834, pour la réalisation de *Projets vandales*; ce que l'Administration des travaux publics a imposé astucieusement, avec violation des Lois et malgré la protestation de plus 5,200 Pétitionnaires, parce qu'elle avait en vue de faire prédominer des intérêts particuliers de spéculations de terrains, sur l'intérêt général de ce port !....

Cette corruption est encore flagrante au Havre : elle vient d'imaginer *une pétition*, sous la date du 25 mars 1848, réclamant du conseil municipal du Havre le comblement de l'entière face-nord *de la fortification de cette place*, sous le spécieux prétexte de donner du travail aux ouvriers : plus de 500 personnes ont été pressées subrepticement d'y donner leur adhésion, sans qu'elles sachent qu'on se sert d'eux-mêmes pour les tromper et pour tromper à la fois *les nouvelles Autorités Républicaines*. C'est ce que nous allons montrer :

1° En admettant qu'il soit donné satisfaction à cette pétition machiavélique, on imposerait au moins trois millions de dépense à notre *projet de l'extension du port vers le nord-ouest*, projet réclamé successivement aux Chambres en 1839 et en 1844, par 5,200 habitants du Havre. En effet, la réalisation de ce *projet national*, comme ces pétitions l'exposent aussi, transformerait partie des murailles de cette fortification en quais, et il y aurait deux fois moins de dépenses pour déblayer les terres élevées au dessus du niveau du sol, que si elles étaient rejetées dans les creux des fossés. C'est encore ce que pensaient tous les hommes spéciaux, qui ont statué dans ces questions, en demandant que d'autres fortifications continues soient auparavant établies sur les hauteurs de la côte, aussi pour une meilleure défense.

2° En examinant les dangers des adhérents à cette machiavélique pétition du 25 mars, — on voit d'abord qu'ils encourraient les risques de payer de leurs deniers trois millions, valeur des frais qu'exigerait le rétablissement de la fortification en question pour la défense, ou pour servir *au projet national de l'extension du port vers le nord-ouest* ; — on voit de plus qu'ils seraient responsables, dans le cas d'une guerre avec l'Angleterre, des pertes que causerait cet ennemi ; lequel pourrait alors, par un coup de main, s'emparer facilement du port, et le garder assez de temps pour enlever tous les navires, les marchandises, et détruire les principaux travaux hydrauliques.... Désastres qui s'élèveraient peut-être au delà de 40 millions !

3° En considérant ces éventualités, peut-on croire que les auteurs ou les fauteurs de cette pétition subreptice n'aient pas eu l'intelligence d'entrevoir ces divers dangers et désavantages pour le pays? Non, non, on ne peut pas leur supposer

A décréter d'urgence.

Tout arrondissement dans lequel l'Industrie sera développée, ou plusieurs arrondissements contigus, est autorisé à organiser des associations d'emprunts sur immeubles, sous le nom de *Banque immobilière des arrondissements de* ***, dont le capital sera les $8/10^{mes}$ tout au plus de la valeur des propriétés agricoles, et les $5/10^{mes}$ de la valeur des propriétés des villes. Le tout serait établi sur première hypothèque; les appréciations seraient faites par trois arbitres assermentés, afin de donner plus de confiance. — Ces emprunts négociables, sur endos ou au porteur, par titre de 10000 francs, 5000, 1000, 500 et 250 francs. — Les $19/20^{mes}$ seraient remis au propriétaire, et l'autre 20me resterait,

---

tant d'ignorance, avec le soin qu'ils ont pris de faire apposer des affiches imprimées pour provoquer ainsi des adhésions qu'ils faisaient encore solliciter par de très habiles et très intelligents agents. Tout cela nous paraît l'œuvre, ou d'une conspiration anglaise, ou plutôt *de la Forêt-Noire, si connue au Havre*. D'ailleurs, ces faits se relient parfaitement avec d'autres fraudes et prévarications qui ont eu lieu, surtout depuis 1843. Preuves à notre LIVRE, articles 215, 216, 219, aux 9e et 10e *subdivisions*.

4° En faussant la vérité et leurs devoirs, les Autorités peuvent facilement s'excuser en alléguant que 500 adhésions données *à cette pétition du 23 mars 1848*, sont une renonciation *au projet de l'extension du port et de la ville vers le nord-ouest*. Ainsi les Autorités locales, avec les nouveaux chefs des administrations qui se sont succédé aux travaux publics et à la guerre (ceux-ci sans le savoir), ont continué *de trahir l'intérêt national, pour servir seulement les intérêts de spéculateurs de terrains dans l'Est de la ville*. Évidemment ces autorités se sont appuyées sur la pétition en question pour faire recommencer une nouvelle série de travaux suspendus, et qui devraient faire de *l'Avant-port de l'Eure*, afin de profiter de l'enlèvement des terres, un simple *canal*, selon la démonstration présentée dans notre LIVRE, pages 190 et 190'.

De cette manière, on rendrait de suite disponibles 10 millions pour la réalisation de l'extension du port et de la ville vers le nord-ouest, somme qui permettrait de réaliser deux Forts en mer sur les Hauts-fonds appelés le Banc-de-l'Éclat et les Hauts-de-la-Rade ; ce que l'on peut fonder *vite* avec très peu de dépense, en employant du béton hydraulique qu'on lancerait sur les fonds. Il ne faudrait aussi guère de temps, si on le voulait bien, pour les élever à la hauteur nécessaire à une batterie. Certes, avec des pièces à la *Paixhans*, le port et la ville du Havre ne courraient plus le danger d'être brûlés et anéantis, comme cela aura malheureusement lieu s'il y a guerre avec l'Angleterre. En même temps on commencerait aussi sur la côte les fortifications continues, qui occuperaient très avantageusement les bras restés oisifs.

Si on voulait cependant faire l'application des Lois pénales aux auteurs et aux fauteurs de ces infidèles Projets, on pourrait les rendre responsables des sommes déjà gaspillées.... Toutes ces questions sont discutées et approfondies dans notre LIVRE resté inachevé, et dans nos *Mémoires* que nous avons publiés et mis en vente chez les libraires du Havre; à Paris, chez M. *Renard*, librairie du Commerce, rue Sainte-Anne, 71 ; à Rouen, chez M. *Le Brument*, libraire sur le Quai.

si besoin était, à la disposition de la Banque pour alimenter son service (l'acquit des intérêts, frais, etc.), et il en serait rendu compte à chaque actionnaire emprunteur. — Chacun des titres porterait intérêt pendant toute la durée de 1, 2, 3, 4, jusqu'à 9 années, intérêt payable tous les ans, à raison de 3 pour 100 l'an, à la Caisse où la dette aurait été hypothéquée, ainsi qu'à la Caisse centrale de chaque département de la France, qui pourrait aussi en faire l'échange contre d'autres valeurs. — L'acquit du titre se ferait toujours à la Banque d'où il serait émané, parce que le débiteur trouverait là toutes les facilités nécessaires pour effectuer sa libération par des dépôts faits à l'avance, et pour au besoin renouveler ses titres en totalité ou en partie. — Tous les titres, affranchis de droits, seraient inscrits *sur un papier inaltérable, comme celui des banques*, et porteraient : le nom de la ville où la Banque aurait son siége; le numéro de l'inscription de l'hypothèque; le nom de la commune où serait située la propriété, avec le numéro du cadastre; le numéro de l'assurance contre l'incendie et la grêle, parce que toutes les propriétés d'un ou de plusieurs départements se garantiraient mutuellement. — L'échéance des intérêts étant réglée sur le titre pour chaque année, le mot *payé* y tiendrait lieu de quittance. — Ces titres négociables porteraient trois signatures : 1° celle du propriétaire emprunteur, 2° celle du Directeur de la Banque, 3° celle du Contrôleur. — Chaque Banque rendrait un compte public de sa situation tous les six mois; copie en serait adressée au Gouvernement. — Afin de détruire toutes craintes de remboursement en papier-monnaie ou assignats, à ceux qui retiennent aujourd'hui le numéraire sans vouloir le prêter, même sur hypothèque, on leur laisserait la faculté de retarder le débours durant trois années après l'échéance des titres, qui ne devraient alors qu'un pour cent d'intérêt par an. — Cependant le remboursement serait encore facultatif au porteur du titre, mais il serait tenu d'avertir au moins 3 mois à l'avance la Banque où l'acquit du titre devrait s'effectuer.

L'administration des Banques se chargerait aussi d'éteindre toutes hypothèques sur les propriétés par l'emprunt même qu'elle opérerait, comme il est dit ci-dessus, ou par délégation des loyers ou des produits de la propriété durant un temps fixé, d'après les statuts de la Banque, établis dans le but de servir l'intérêt général des emprunteurs

Voir aussi pour renseignements les statuts des *banques prussiennes immobilières*.

*A décréter six Lois, dont voici un simple analyse
sous les numéros 2 à 7.*

Il nous resterait à exposer six autres projets de loi pour faire progresser l'Agriculture, l'Industrie, la Navigation et le Commerce ; mais nous regrettons que la gravité de la crise nous presse, et nous force à donner seulement l'analyse de ces lois :

2° Loi pour favoriser le développement du travail et l'accroissement des produits du sol par la réforme des baux à cheptel, et des baux à ferme trop courts. Les baux les plus avantageux à la société seraient affranchis de droits, mais ceux qui peuvent porter préjudice à la production paieraient des droits dans cette proportion, etc., etc. Il y a certaines améliorations à faire dans l'agriculture, dont on ne peut pas recueillir tous les produits en douze années.

3° Loi pour protéger la société contre les disettes par l'organisation des réserves chez les cultivateurs, avec prime réglées sur les quantités effectives déclarées en réserve, et contrôlées par l'Administration des droits réunis.

A l'avenir, il n'y aurait pas de pertes de céréales, comme cela a lieu dans les villes, parce que les cultivateurs conserveraient les meilleurs produits qu'ils renouvelleraient à leur volonté et sous leur responsabilité. L'agriculture trouverait ainsi protection, et la société sécurité avec économie, etc., etc.

4° Loi pour favoriser le développement des travaux publics en y associant les Localités par des contributions à elles réservées, par des associations et par les produits des travaux ; rarement le gouvernement devrait fournir des capitaux. De cette manière, on verrait les ingénieurs se faire concurrence pour étudier les projets, comme en Angleterre, en Hollande et aux États-Unis. On obtiendrait de la sorte de meilleurs projets de travaux et on éviterait les influences de la corruption, que l'on remarque presque partout en France sous diverses formes ; corruption qui décourage les honnêtes gens et les ruinent pour le profit seul de coterie d'intrigants ou de voleurs. Etc., etc.

5° Loi pour réprimer efficacement les fraudes et les finesses qui se commettent dans le commerce et dans l'industrie, et y asseoir les meilleurs usages, lesquels resteraient alors fixes, à la plus grande satisfaction de l'intérêt général. Les fraudes, les finesses et les innovations ayant pour but de surprendre la bonne foi de l'acheteur, étant ainsi devenues impossibles, la confiance du commerce s'accroîterait très avantageusement à l'intérieur et surtout à l'étranger, etc., etc.

6° Loi pour la police des ateliers, sur la durée du travail, répression des fautes par des amendes. Secours aux travailleurs, etc. Voyez la note de la page 13.

7° Loi de douane pour améliorer notre navigation, détruire les prohibitions tout en conservant des droits protecteurs nécessaires, afin de défendre les produits du sol et ceux de l'industrie contre la concurrence de l'étranger.

Si le temps et les circonstances nous l'eussent permis, nous aurions présenté, avec le développement de ces six Lois, une complète organisation du travail applicable à plus de 24 millions d'individus, pour la prospérité de tous et du Gouvernement républicain, qui se trouverait ainsi bien solidement établi sous la triple consécration de la Liberté, de l'Egalité et de la Fraternité.

Nous pensons qu'il faut peu de lois pour développer la prospérité de la société, qui ne s'asseoit bien qu'avec de la stabilité. Mais le Pouvoir ne saurait mettre trop d'activité dans la répression juste et sévère de tous les actes de corruption si fréquents sous le dernier gouvernement : nous en avons des preuves dans les *prévarications successives* qui ont eu lieu depuis 10 années, relativement aux projets de l'extension du port et de la ville du Havre, et au sujet desquels nous rappelons de nouvelles intrigues dans la note des pages 18 et 19. Certes la justice ne peut être trop sévère si la République veut — relever le moral de la nation française, — consolider les liens de la société, — honorer la vertu, la fidélité et la probité, — accroître les ressources du trésor public en y faisant affluer un grand nombre de millions que peuvent dégorger les auteurs et les fauteurs des diverses *prévarications qui ont eu lieu dans le but de faire prédominer des intérêts particuliers sur l'intérêt national.* Les amendes ainsi que la restitution des deniers gaspillées sont d'ailleurs prévues et ordonnées par nos lois pénales, tombées en désuétude depuis nombre d'années pour la généralité des grands coupables.... Voilà comment on couperait les racines à la corruption, qui a miné, affaibli et détruit le dernier gouvernement. Car si l'on n'y prend bien garde, cette même corruption, ayant pour agents les hommes à deux faces, attaquera le nouveau Gouvernement, et l'affaiblira insensiblement par des réactions continuelles, en compromettant de plus en plus la société.

Havre, le 14 mars, et Paris, le 18 avril et 1er juin 1848.

V^t Dégenétais,
Ex-cultivateur et ex-négociant au Havre.

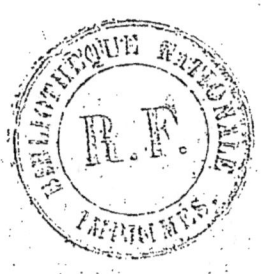

Paris. — Imprimerie de Guiraudet et Jouaust, rue Saint-Honoré, 315.

www.ingramcontent.com/pod-product-compliance
Lightning Source LLC
Chambersburg PA
CBHW050039230526
45470CB00003B/1346